我是小中医

U0210475

御邪铁盾肺大侠

中国日报新媒体 ○ 联合监制

春芽 ○ 著

瓦西李 ○ 绘

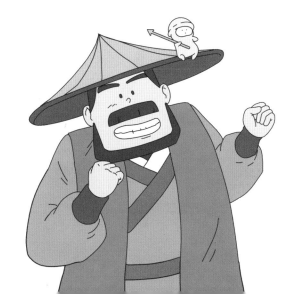

CTS K 湖南科学技术出版社 · 长沙

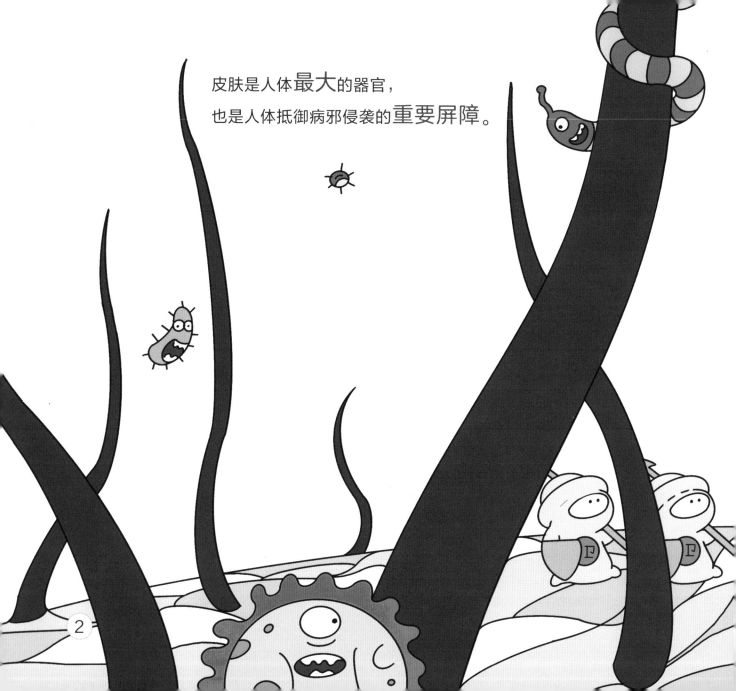

皮肤是人体最大的器官，
也是人体抵御病邪侵袭的重要屏障。

2

如果仔细观察皮肤，你会发现皮肤上有很多小小的纹理和毛孔，
中医把皮肤的这些纹理和毛孔叫作腠理。

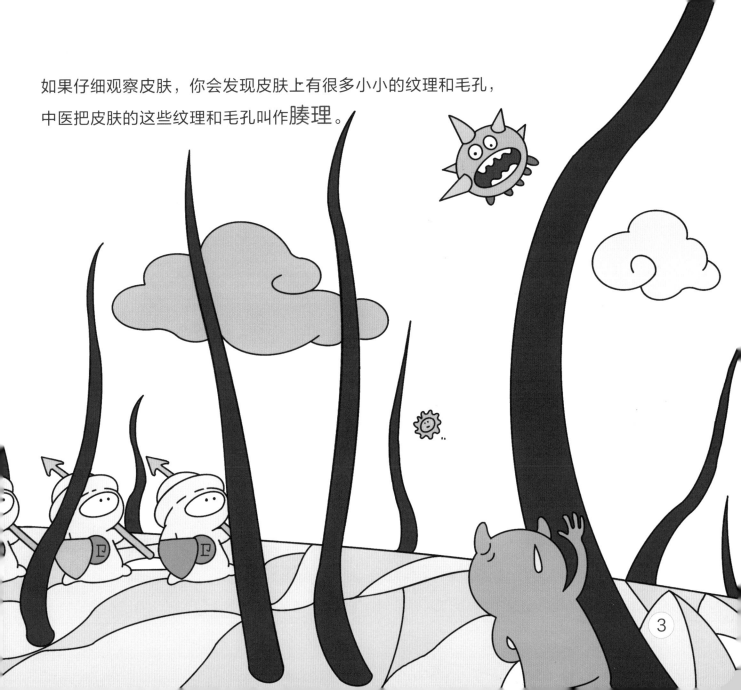

腠理就像一道道城门，
既是外来病邪进出人体的关隘，又是汗液流出人体的通道。

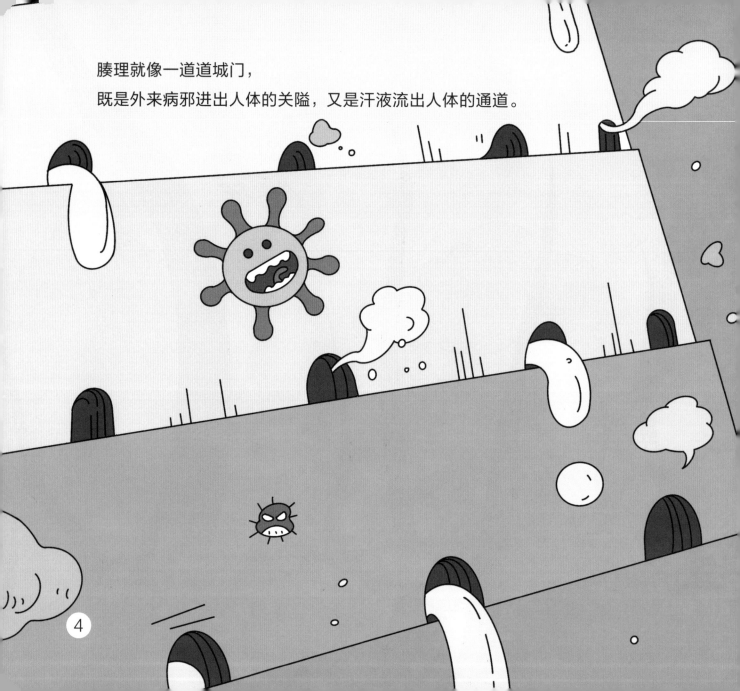

看守城门的勇士是一群叫作卫气的小精灵。
卫气对人体来说特别重要，
一方面可以抵挡病邪进入人体，
另一方面可以控制汗液从人体中有序流出。

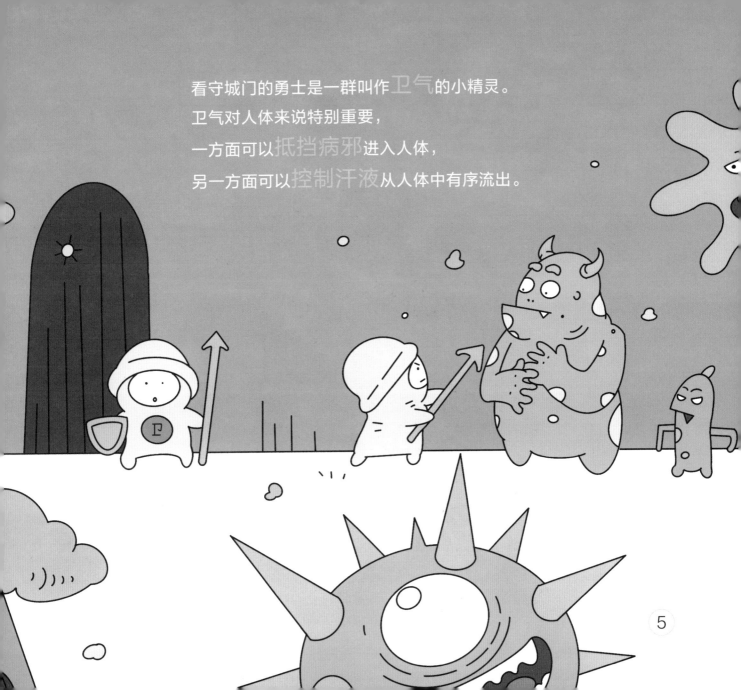

脏腑王国中掌管卫气的是肺脏。
肺脏居住在脏腑王国的最高处，
像大伞一样保护着人体的其他脏腑，
所以也被比喻为"华盖"。

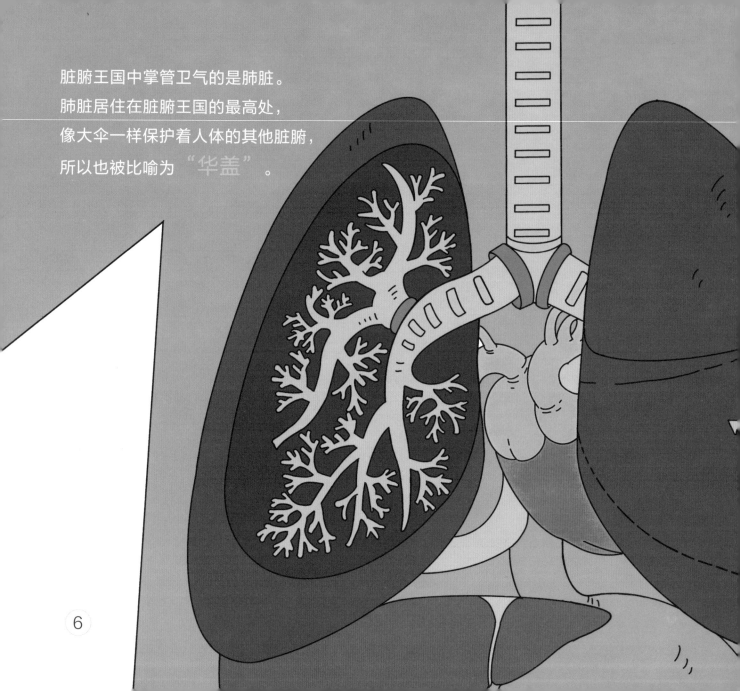

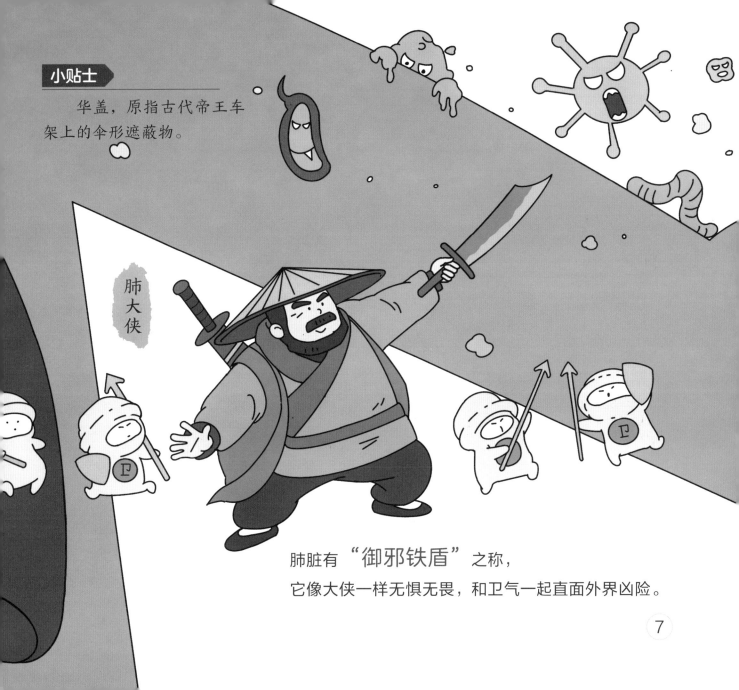

肺大侠

肺脏有"御邪铁盾"之称，
它像大侠一样无惧无畏，和卫气一起直面外界凶险。

7

如果肺脏和卫气虚弱，
自然界的病邪就会突破腠理防线，
进入我们的身体。

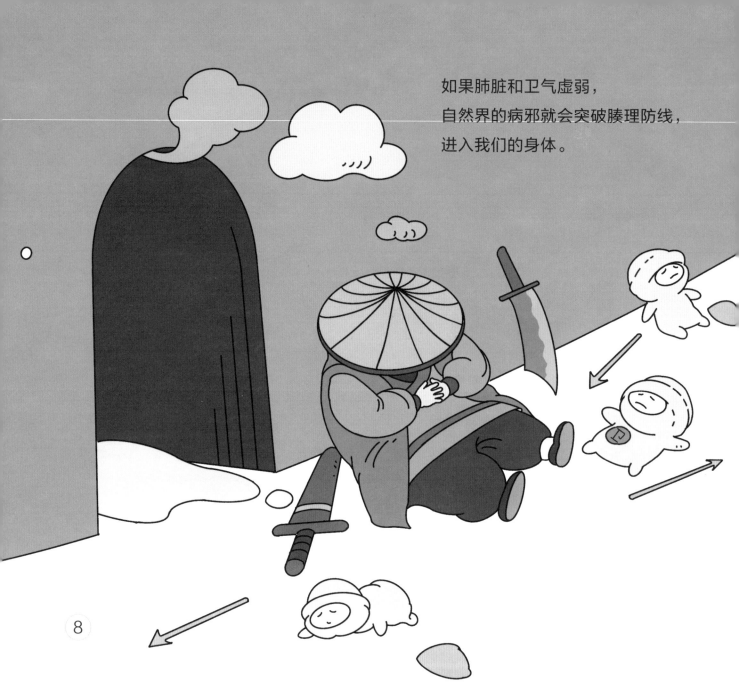

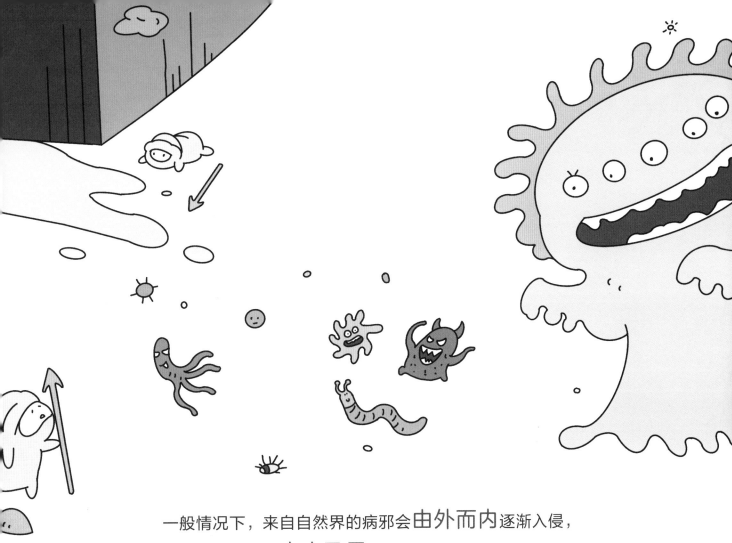

一般情况下，来自自然界的病邪会由外而内逐渐入侵，
人体的病情也会由表及里越来越重。
我国古代著名的典故——《扁鹊见蔡桓公》
就记录了自然界的病邪入侵人体的全过程。

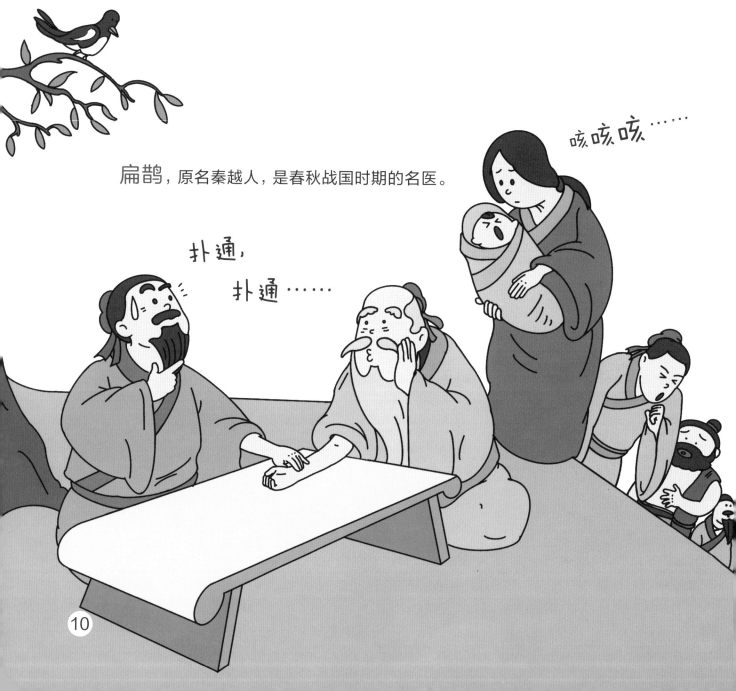

扁鹊，原名秦越人，是春秋战国时期的名医。

扑通，

扑通……

咳咳咳……

10

秦越人医术高超，治好了很多人的疾病，
人们把他视作喜鹊一样吉祥，所以尊称他为 "扁鹊"。

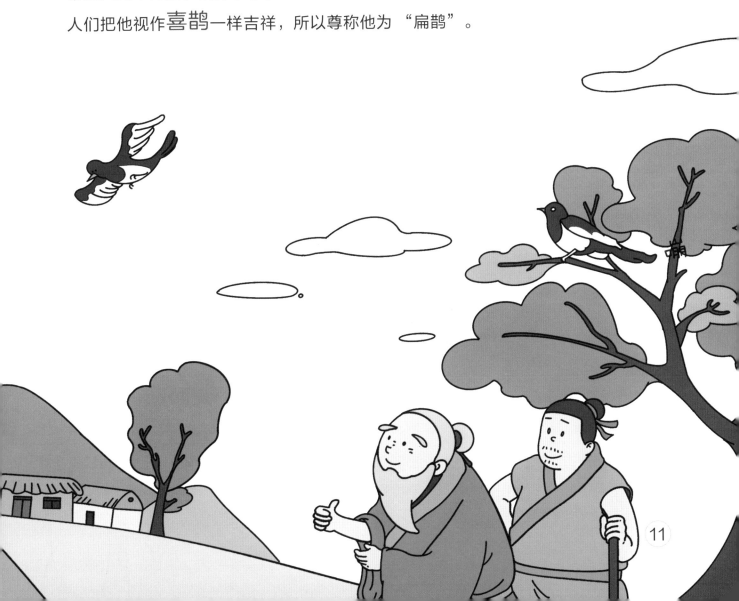

有一次，扁鹊路过齐国，去拜见了蔡桓公。
扁鹊观察了一会儿蔡桓公，
对他说："您的**腠理**之间有些小病，
早点治疗吧，要不然病情可能会加重的。"

大王有疾！！

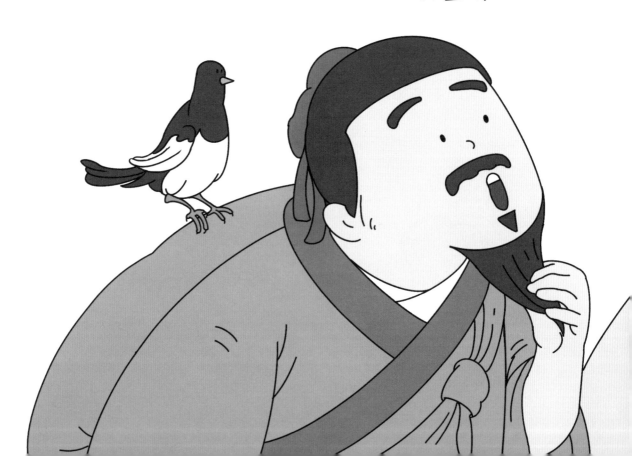

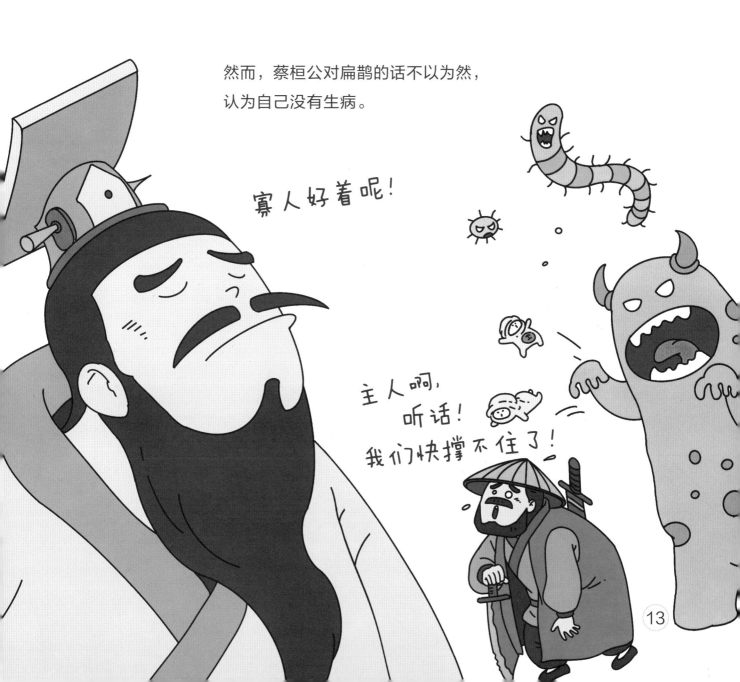

十天后，扁鹊又来拜见蔡桓公，
说："您的疾病已经深入到**肌肉和皮肤**了，
请您治疗吧，
要不然病情可能会更重的。"
蔡桓公没有理睬扁鹊。

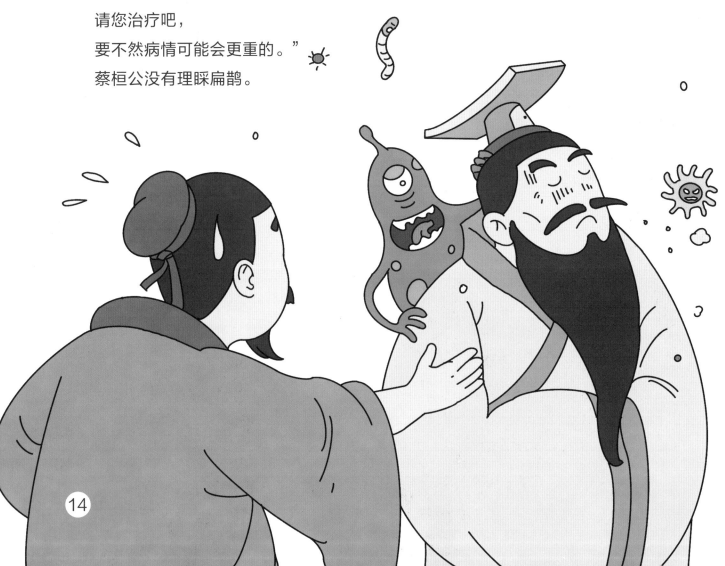

又过了十天，扁鹊再次来拜见蔡桓公，
说："您的疾病已经深入到肠胃了，
请您治疗吧，要不然病情可能会继续加重的。"
蔡桓公心里很不高兴，依旧没有理睬扁鹊。

我不相信！

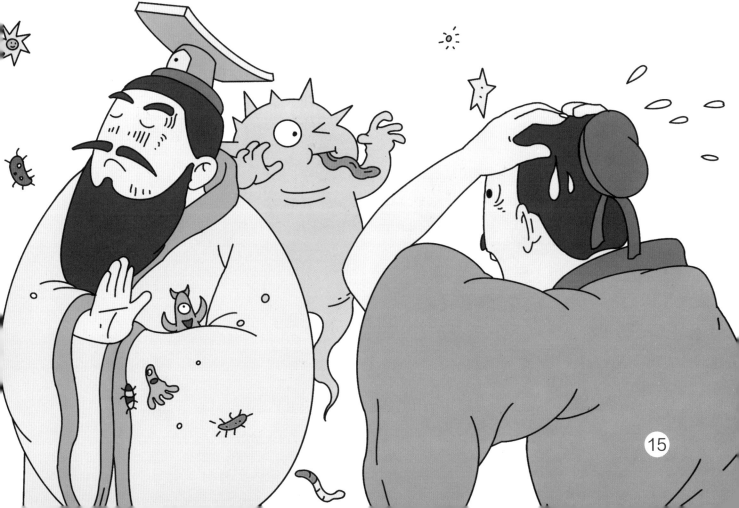

又过了十天，扁鹊远远地望了蔡桓公一眼后转身就跑。

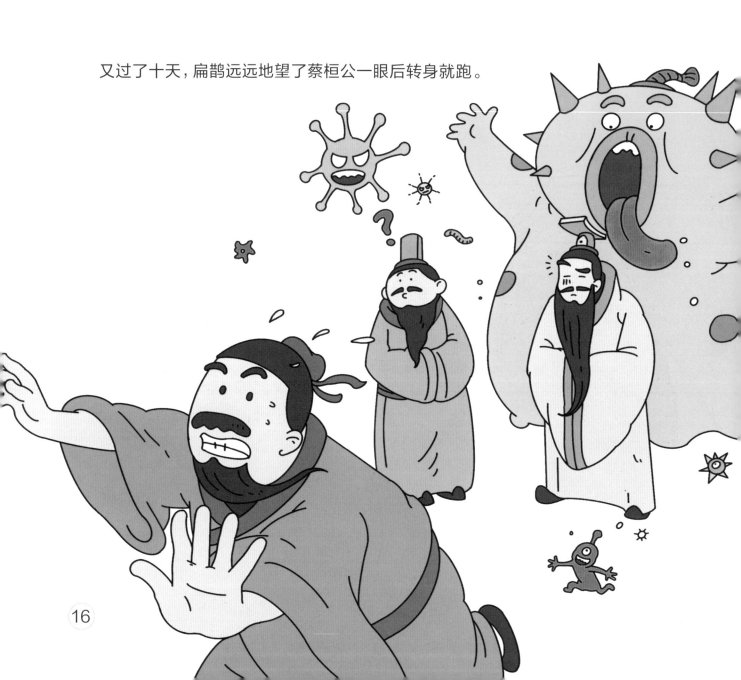

蔡桓公非常疑惑，就请人去问扁鹊为什么要跑。

扁鹊回答说："蔡桓公的疾病从腠理深入到肌肉、皮肤，又深入到了肠胃，面对这些情况，我都有办法治疗。

但现在疾病已经深入到**骨髓**，我也无可奈何了。"

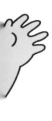
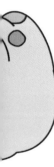
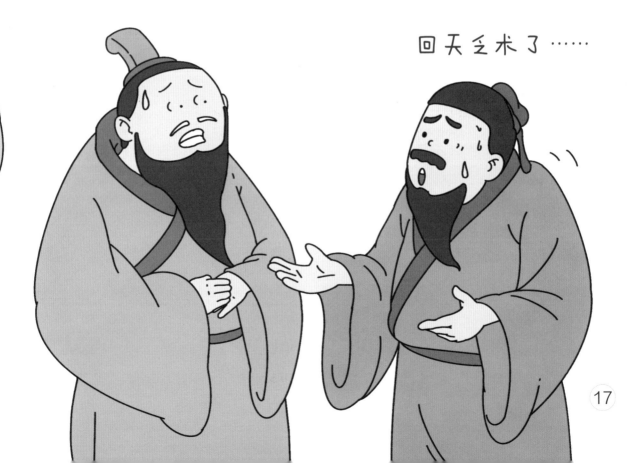

回天乏术了……

五天后，蔡桓公果然开始身体疼痛，没多久就病死了。

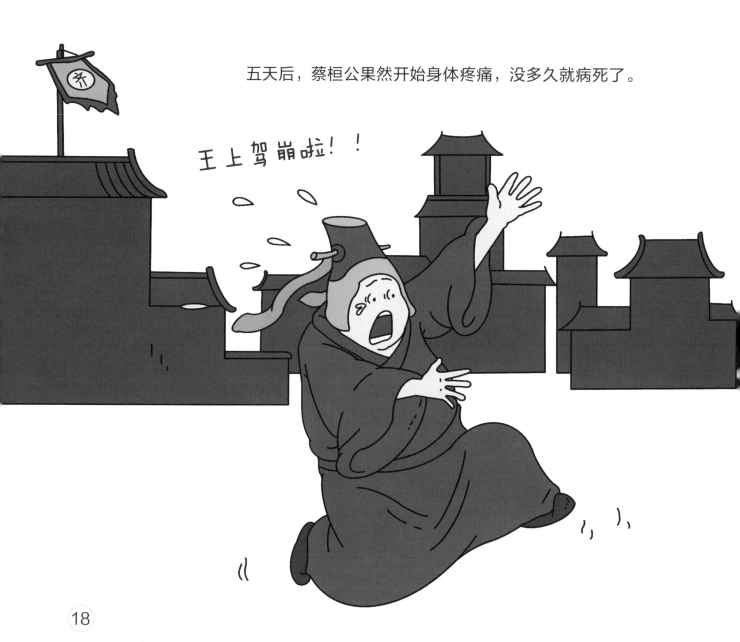

《扁鹊见蔡桓公》的典故告诉我们不能讳疾忌医，

一旦生病要及时治疗；

同时，我们要爱护肺脏和卫气，守好人体面对自然界病邪的腠理防线。

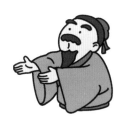

请吃药

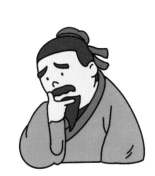

还有救

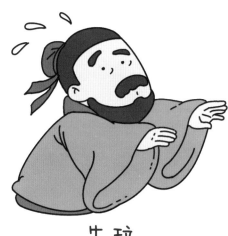

告辞

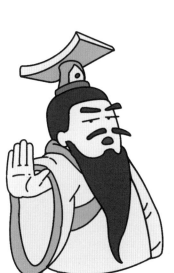

走开

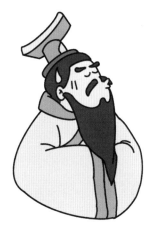

不治

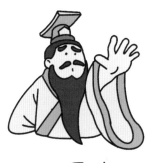

不要走

除了掌管卫气，
肺脏还掌管着一群叫作宗气的小精灵。

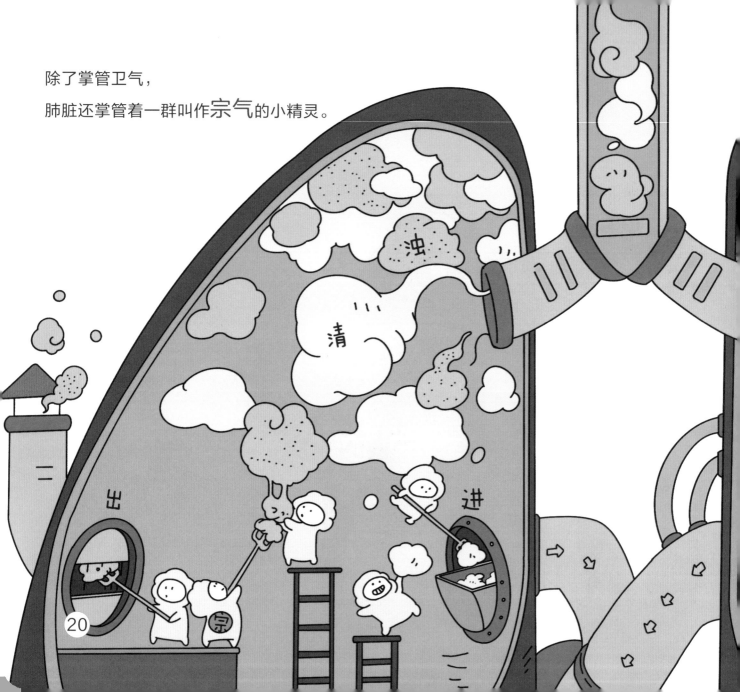

宗气和卫气一样，也是肺脏的好助手，
它可以协助肺脏做好呼吸运动。
肺脏正常的呼吸运动，既可以把血液带来的混浊之气排出体外，
又可以把自然界的清新之气吸入体内，
并把这些清新之气交由血液带至身体各处。

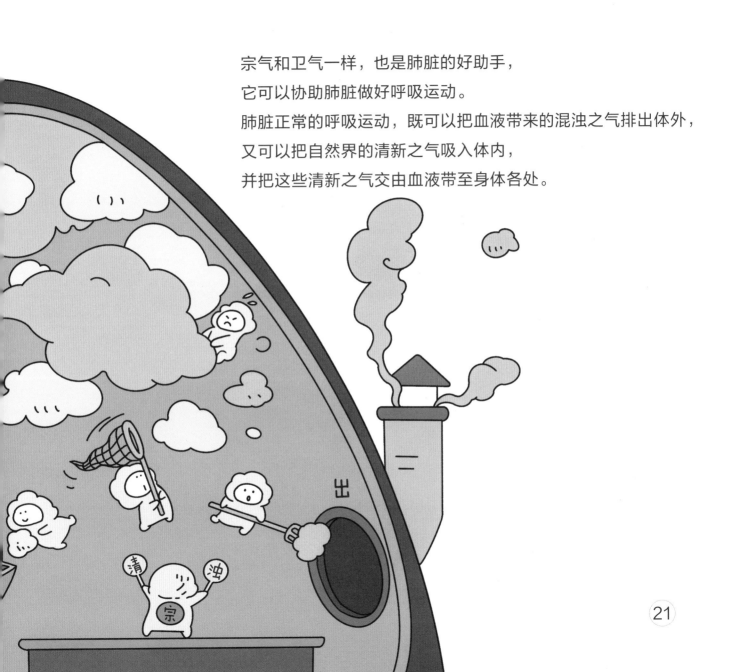

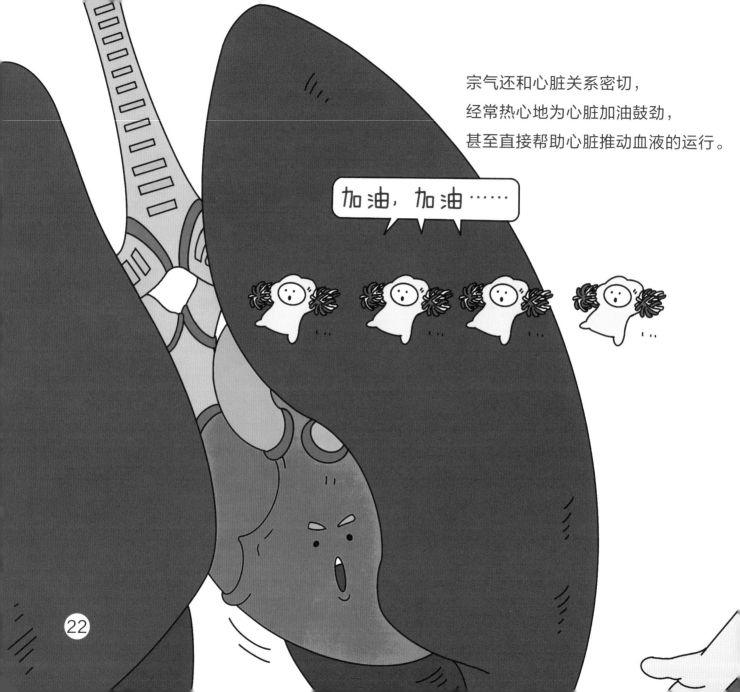

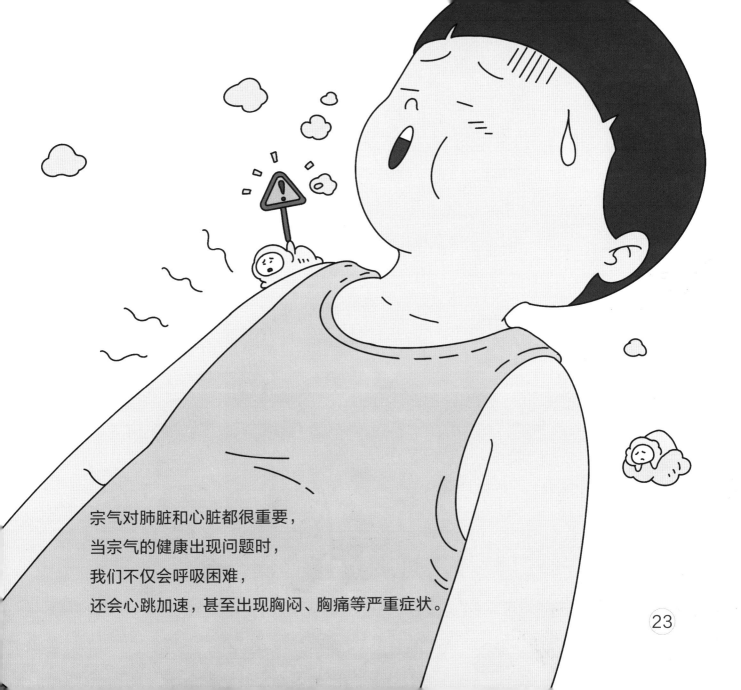

宗气对肺脏和心脏都很重要，
当宗气的健康出现问题时，
我们不仅会呼吸困难，
还会心跳加速，甚至出现胸闷、胸痛等严重症状。

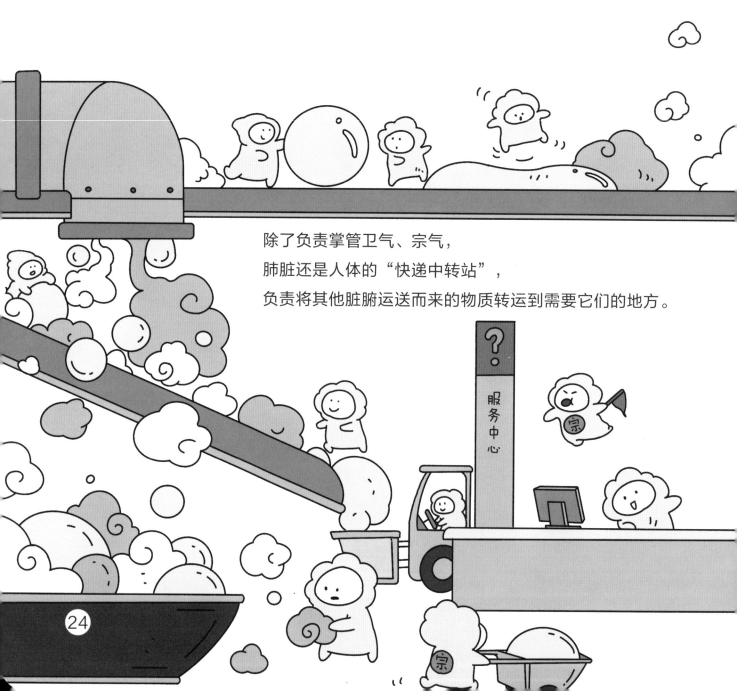

除了负责掌管卫气、宗气，
肺脏还是人体的"快递中转站"，
负责将其他脏腑运送而来的物质转运到需要它们的地方。

24

肺脏以两种方式来转运物质，
向四周布散或向下运输。

人们给肺脏转运物质的行为
取了两个好听的名字，
分别是"宣发"和"肃降"

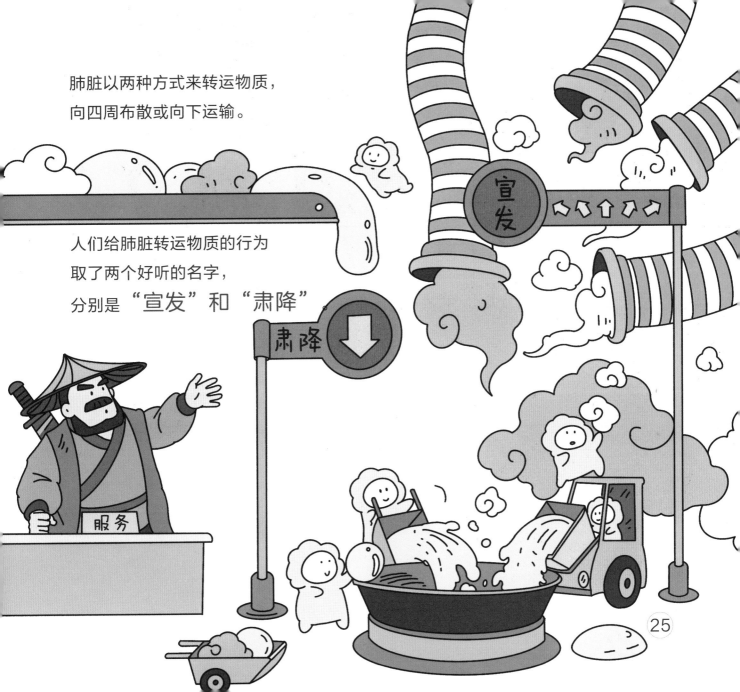

宣发

肃降

服务

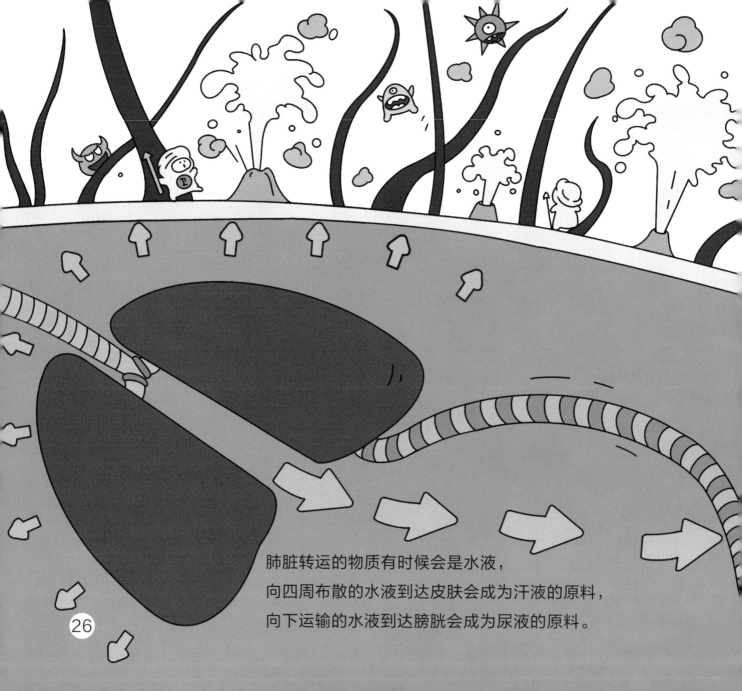

肺脏转运的物质有时候会是水液，
向四周布散的水液到达皮肤会成为汗液的原料，
向下运输的水液到达膀胱会成为尿液的原料。

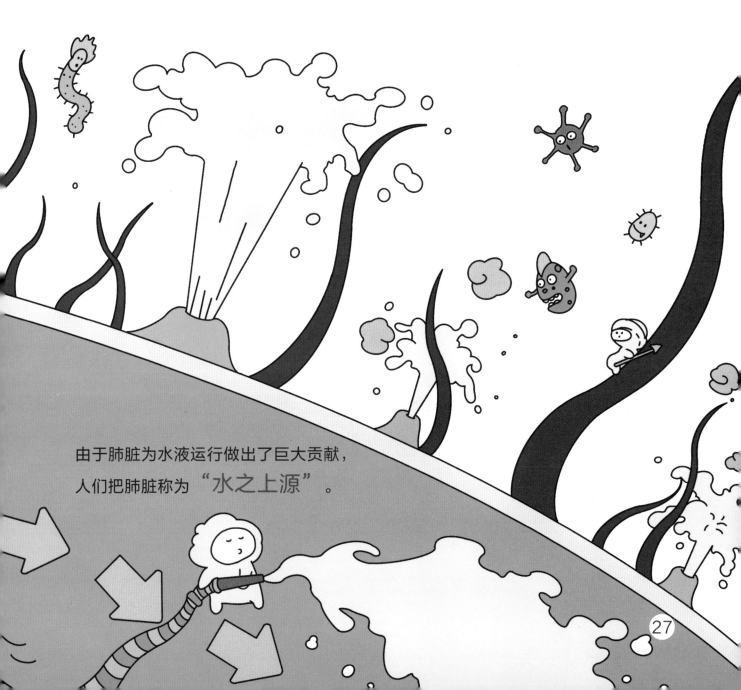

由于肺脏为水液运行做出了巨大贡献，
人们把肺脏称为"水之上源"。

27

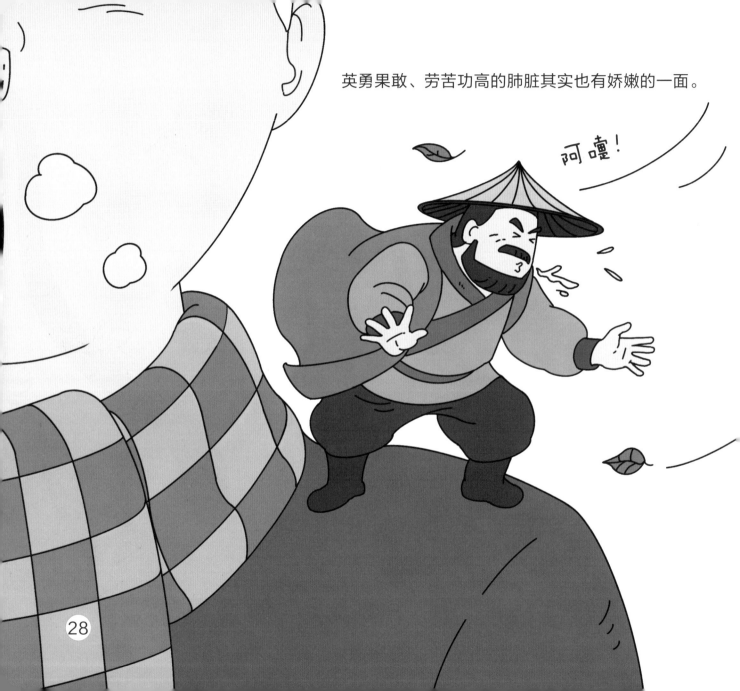

英勇果敢、劳苦功高的肺脏其实也有娇嫩的一面。

阿嚏！

肺脏既忍受不了寒冷，又不喜欢燥热，
更不能容忍自己体内有异物存在，
它需要朋友的保护和帮助。

谁来帮帮我？

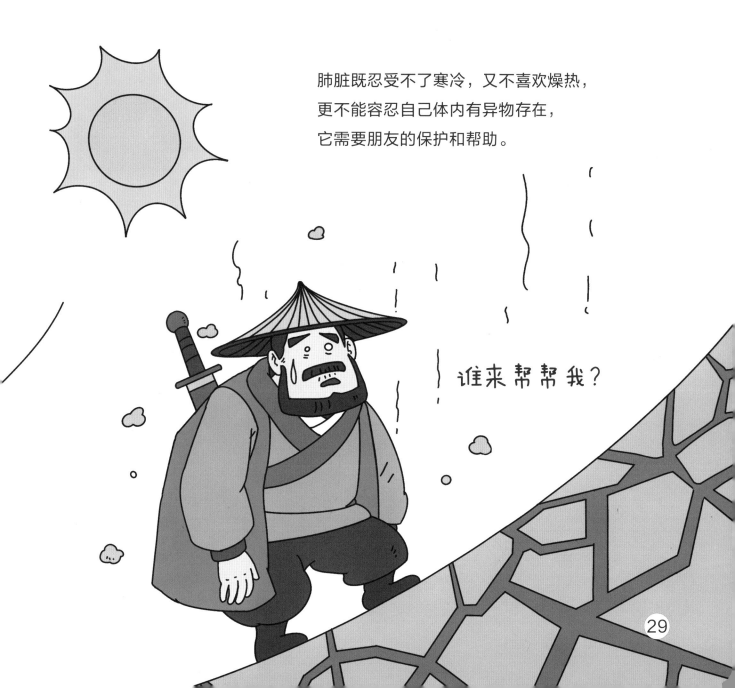

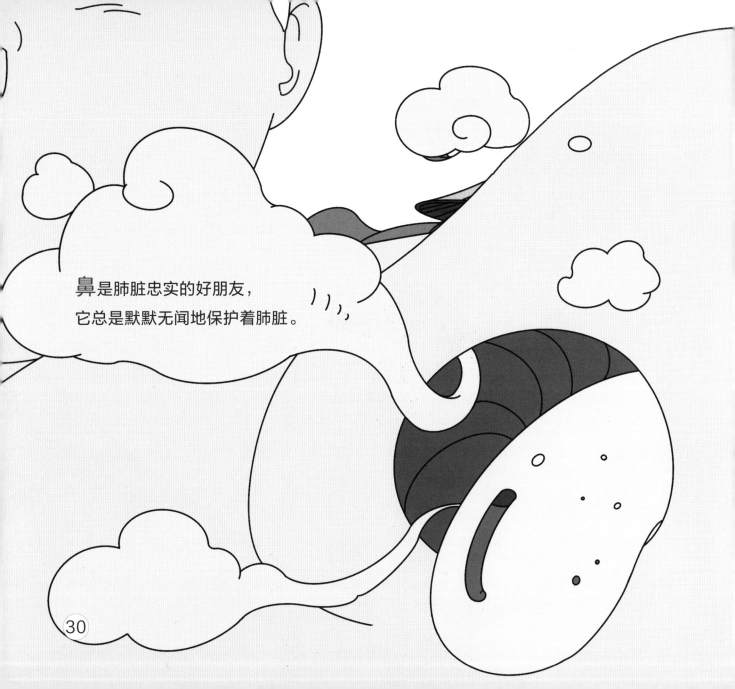

鼻是肺脏忠实的好朋友，
它总是默默无闻地保护着肺脏。

30

大多数情况下，鼻都是肺脏呼吸时气体进出的**主要通道**。
鼻腔中的鼻毛可以净化空气，黏液可以湿润空气，
使肺脏可以舒服地呼吸。

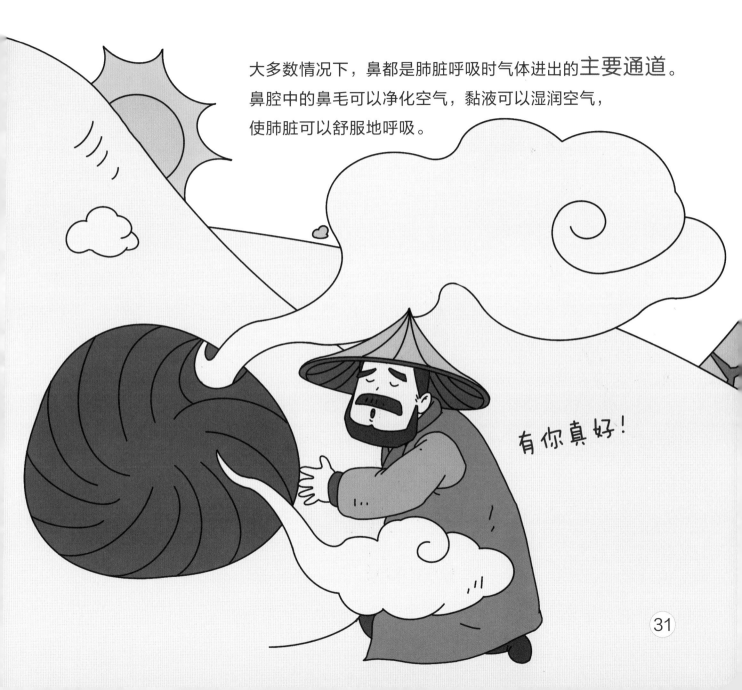

有你真好！

31

鼻也是肺脏出现健康问题时的**警报器**。

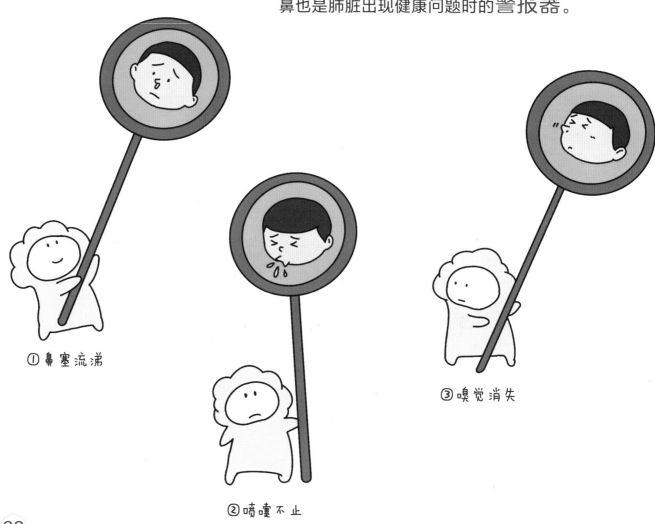

①鼻塞流涕

②喷嚏不止

③嗅觉消失

当肺脏出现健康问题时，

鼻往往会通过鼻塞流涕、喷嚏不止、嗅觉消失等症状向人体发出警报。

有时候，鼻还会拉上自己的小伙伴——咽喉，一起向人体发出警报。

这时候人们还会出现咽喉肿痛、咳嗽咳痰等症状。

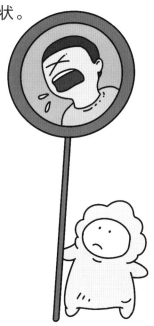

⑤咳嗽咳痰

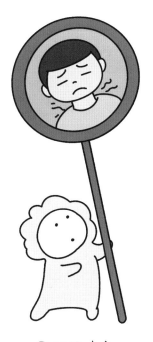

④咽喉肿痛

鼻虽然可以在一定程度上净化、湿润空气，但作用有限。

在一些特定的情况下，

我们还需要通过特殊的方法来保护肺脏。

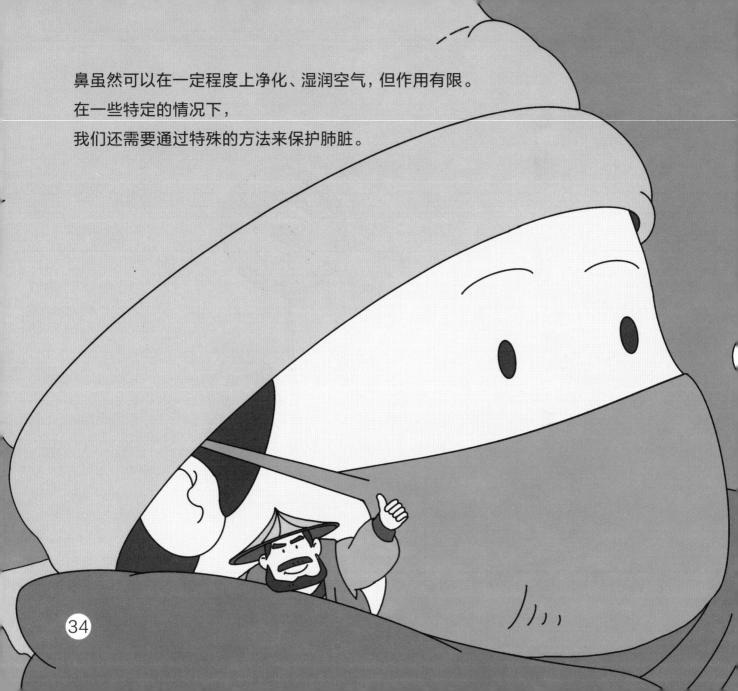

冬春季节，天气寒冷，往往是感冒多发的季节。

小朋友们要自觉地戴好口罩，为保护肺脏再添一道屏障。

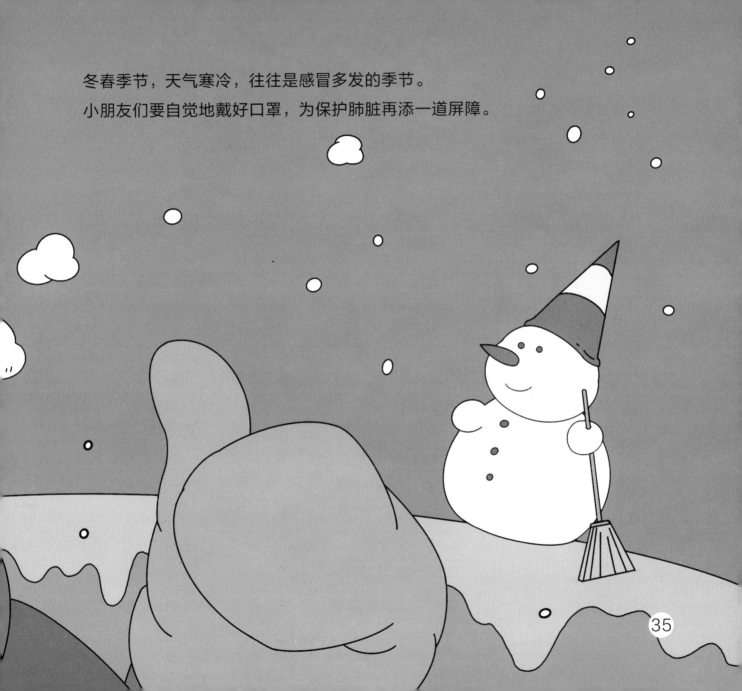

秋季的空气往往较为干燥，
是喜欢湿润的肺脏最讨厌的季节。
小朋友可以准备一道美味的"川贝炖雪梨"药膳，
和家人一起养护我们的肺脏。

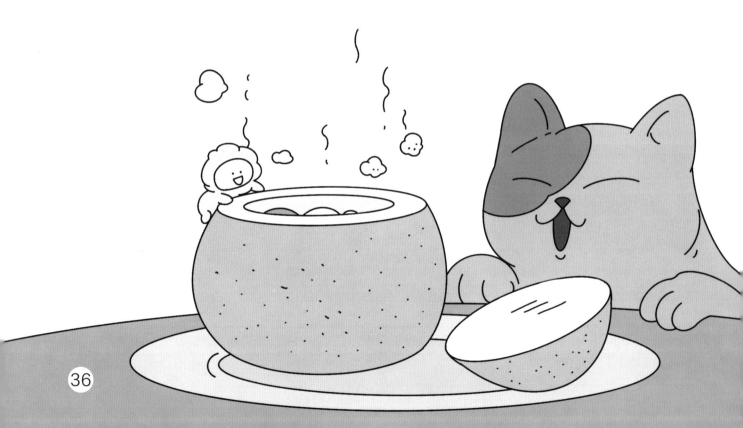

川贝炖雪梨的原料包括川贝母、雪梨和冰糖。
川贝母可以清热润肺、化痰止咳，
雪梨可以清热润肺、生津止渴，
冰糖可以使"川贝炖雪梨"更加美味。

美味呀！

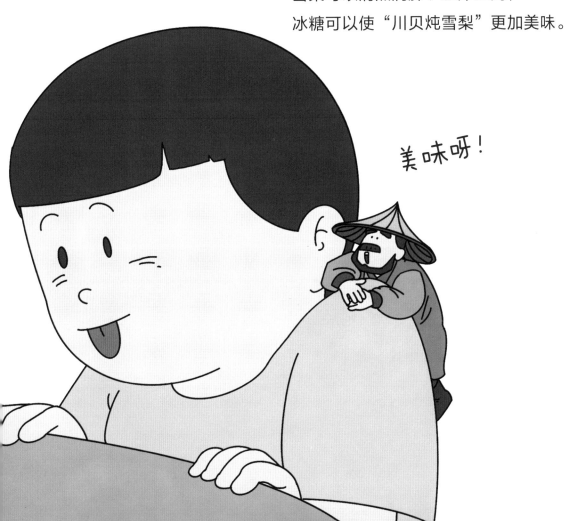

川贝炖雪梨的制作方法也非常简单：

首先将雪梨洗净，挖掉雪梨的梨核，将雪梨做成一个梨盅；

然后把川贝母和冰糖放入梨盅里；

最后，将盛有川贝母和冰糖的梨盅放入锅中蒸 30 分钟即可。

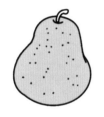

①洗净的雪梨一个

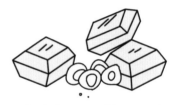

③备好川贝母和冰糖

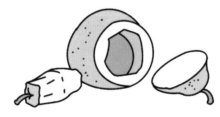

②挖去梨核，做成梨盅

小贴士

　　小朋友须在家长的陪伴下完成川贝炖雪梨的制作。

川贝炖雪梨虽然美味，但川贝母和雪梨的性质都较为寒凉，
小朋友适量进食即可，不可以贪吃哟。

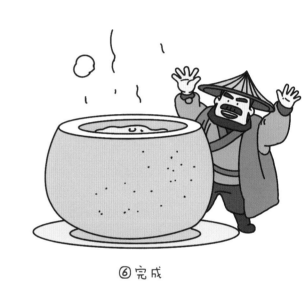

⑤蒸 30 分钟

⑥完成

④装入梨盅

我先尝一尝啊！

喵——

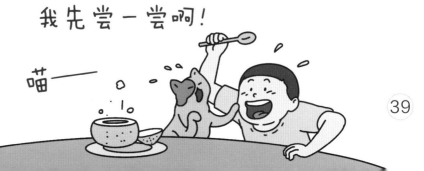

图书在版编目（CIP）数据

御邪铁盾肺大侠 / 春芽著；瓦西李绘. — 长沙：湖南科学技术出版社，2023.11
（我是小中医）
ISBN 978-7-5710-2546-5

Ⅰ. ①御… Ⅱ. ①春… ②瓦… Ⅲ. ①中国医药学－儿童读物 Ⅳ. ①R2-49

中国国家版本馆 CIP 数据核字(2023)第 226892 号

WO SHI XIAOZHONGYI

我是小中医

YUXIE TIEDUN FEI DAXIA

御邪铁盾肺大侠

著　者：春　芽
绘　者：瓦西李
出 版 人：潘晓山
责任编辑：邹　莉　张叔琦
出版发行：湖南科学技术出版社
社　　址：长沙市芙蓉中路一段 416 号泊富国际金融中心
网　　址：http://www.hnstp.com
湖南科学技术出版社天猫旗舰店网址：
　　　　http://hnkjcbs.tmall.com
邮购联系：0731-84375808
印　　刷：湖南省众鑫印务有限公司
　　　　（印装质量问题请直接与本厂联系）
厂　　址：长沙县榔梨街道梨江大道 20 号
邮　　编：410100
版　　次：2023 年 11 月第 1 版
印　　次：2023 年 11 月第 1 次印刷
开　　本：889mm×600mm　1/12
印　　张：$3\frac{1}{3}$
字　　数：24 千字
书　　号：ISBN 978-7-5710-2546-5
定　　价：26.00 元